Control De La Diabetes

LIBRO DE RECETAS QUE TE AYUDARÁ A
ADELGAZAR Y A PREVENIR LA DIABETES.

Cheryl Shea

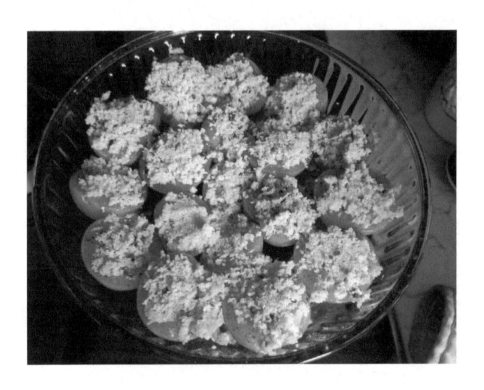

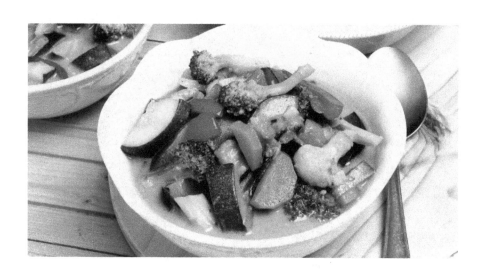

1.   Sopa de zanahoria y coco al curry

Tiempo de preparación: 10 minutos

Tiempo de cocción: 5 minutos

Porciones: 6

Ingredientes:

- 1 cucharada de aceite de oliva virgen extra
- 1 cebolla pequeña, picada en trozos grandes
- 2 tallos de apio, picados gruesos
- 1½ cucharaditas de curry en polvo
- 1 cucharadita de comino molido
- 1 cucharadita de jengibre fresco picado
- 6 zanahorias medianas, cortadas en trozos grandes
- 4 tazas de caldo de verduras bajo en sodio
- ¼ de cucharadita de sal
- 1 taza de leche de coco en lata
- ¼ de cucharadita de pimienta negra recién molida
- 1 cucharada de cilantro fresco picado

Instrucciones:

1.   Calienta una olla instantánea a fuego alto y añade el aceite de oliva.

2.   Sofreír la cebolla y el apio durante 2 ó 3 minutos. Añade el curry en polvo, el comino y el jengibre a la olla y cocina hasta que estén fragantes, unos 30 segundos.

3. Añadir las zanahorias, el caldo de verduras y la sal a la olla. Cierra y sella. Programa 5 minutos a alta presión. Dejar que la presión se libere de forma natural.

4. En una jarra de la batidora, haz un puré con cuidado de la sopa por tandas y transfiérelo de nuevo a la olla.

5. 5. Añade la leche de coco y la pimienta, y caliéntalo todo. Cubrir con el cilantro y servir.

Nutrición: calorías: 145 | grasa: 11g | proteínas: 2g | carbohidratos: 13g | azúcares: 4g | fibra: 3g | sodio: 238mg

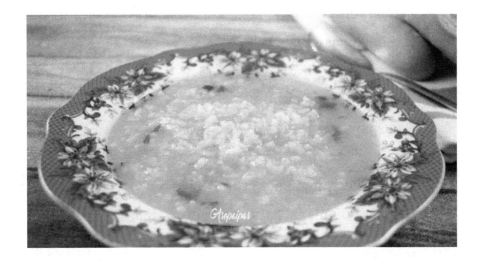

2. Sopa de guisantes partidos con zanahorias

Tiempo de preparación: 8 minutos

Tiempo de cocción: 15 minutos

Porciones: 4

Ingredientes:

- 1½ tazas de guisantes verdes secos, enjuagados y escurridos
- 4 tazas de caldo de verduras o agua
- 2 tallos de apio picados
- 1 cebolla mediana picada
- 2 zanahorias picadas
- 3 dientes de ajo picados
- 1 cucharadita de hierbas de Provenza
- 1 cucharadita de humo líquido
- Sal Kosher y pimienta negra recién molida, al gusto
- Zanahoria rallada, para decorar (opcional)

Instrucciones:

1. En la olla a presión eléctrica, combine los guisantes, el caldo, el apio, la cebolla, las zanahorias, el ajo, las hierbas de Provenza y el humo líquido.

2. Cerrar y bloquear la tapa de la olla a presión. Poner la válvula en posición de sellado.

3. Cocinar a alta presión durante 15 minutos.

4.   Cuando termine la cocción, pulsa Cancelar y deje que la presión se libere de forma natural durante 10 minutos, luego libera rápidamente la presión restante.

5.   Una vez que baje la clavija, desbloquea y retira la tapa.

6.   Remover la sopa y sazonar con sal y pimienta.

7.   Servir con una cuchara en tazones y espolvorear las zanahorias ralladas por encima (si se usan).

Nutrición: calorías: 284 | grasa: 1g | proteínas: 19g | carbohidratos: 52g | azúcares: 9g | fibra: 21g | sodio: 60mg

3. Sopa de calabacín

Tiempo de preparación: 15 minutos

Tiempo de cocción: 10 minutos

Porciones: 6

Ingredientes:

- 2 cucharadas de aceite de oliva virgen extra
- 1 cebolla mediana picada
- 4 a 5 tazas de caldo de verduras o de huesos de pollo
- 1½ libras (680 g) de calabaza ranúnculo, pelada, sin semillas y cortada en trozos de 1 pulgada
- ½ cucharadita de sal kosher
- ¼ de cucharadita de pimienta blanca molida
- Nuez moscada entera, para rallar

Instrucciones:

1. Poner la olla a presión eléctrica en la posición de Saltear. Cuando la olla esté caliente, vierte el aceite de oliva.

2. Añade la cebolla y saltéala de 3 a 5 minutos, hasta que empiece a ablandarse. Pulsa Cancelar.

3. Añade el caldo, la calabaza, la sal y la pimienta a la olla y remueve. (Si quieres una sopa más espesa, utiliza 4 tazas de caldo. Si quieres una sopa más fina y bebible, utiliza 5 tazas).

4. Cierra y bloquea la tapa de la olla a presión. Poner la válvula en posición de sellado.

5. Cocina a alta presión durante 10 minutos.

6.   Cuando termine la cocción, pulsa Cancelar y deje que la presión se libere de forma natural.

7.   Una vez que baje la clavija, desbloquea y retira la tapa.

8.   Utiliza una batidora de inmersión para hacer un puré con la sopa directamente en la olla. Si no tienes una batidora de inmersión, pasa la sopa a una batidora o a un robot de cocina y hazla puré. (Sigue las instrucciones que vienen con tu máquina para licuar alimentos calientes).

9.   Vierte la sopa en cuencos para servir y ralla la nuez moscada por encima.

Nutrición: calorías: 111 | grasa: 5g | proteínas: 11 g | carbohidratos: 18g | azúcares: 4g | fibra: 4g | sodio: 166mg

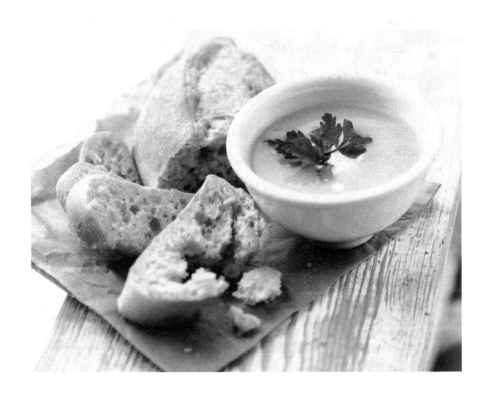

4.   Sopa cremosa de batata

Tiempo de preparación: 15 minutos

Tiempo de cocción: 10 minutos

Porciones: 6

Ingredientes:

- 2 cucharadas de aceite de aguacate
- 1 cebolla pequeña, picada
- 2 tallos de apio picados
- 2 cucharaditas de ajo picado
- 1 cucharadita de sal kosher
- ½ cucharadita de pimienta negra recién molida
- 1 cucharadita de cúrcuma molida
- ½ cucharadita de canela molida
- 2 libras (907 g) de batatas, peladas y cortadas en cubos de 1 pulgada
- 3 tazas de caldo de verduras o de huesos de pollo
- Yogur griego natural, para decorar (opcional)
- Perejil fresco picado, para decorar (opcional)
- Semillas de calabaza (pepitas), para decorar (opcional)

Instrucciones:

1.   Poner la olla a presión eléctrica en la posición de Saltear. Cuando la olla esté caliente, vierte el aceite de aguacate.

2.   Sofreír la cebolla y el apio de 3 a 5 minutos o hasta que las verduras empiecen a ablandarse.

3. Añade el ajo, la sal, la pimienta, la cúrcuma y la canela. Pulsa Cancelar.

4. Incorpora las batatas y el caldo.

5. Cierre y bloquea la tapa de la olla a presión. Poner la válvula en posición de sellado.

6. Cocinar a alta presión durante 10 minutos.

7. Cuando termine la cocción, pulsa Cancelar y deja que la presión se libere de forma natural.

8. Una vez que baje la clavija, desbloquea y retira la tapa.

9. Utiliza una batidora de inmersión para hacer un puré con la sopa directamente en la olla. Si no tienes una batidora de inmersión, pasa la sopa a una batidora o a un robot de cocina y hazla puré. (Sigue las instrucciones que vienen con tu máquina para licuar alimentos calientes).

10. Colocar en tazones y servir con yogur griego, perejil y/o semillas de calabaza (si se usa).

Nutrición: calorías: 193 | grasa: 5g | proteína: 3g | carbohidratos: 36g | azúcares: 8g | fibra: 6g | sodio: 302mg

5. Sopa de alubias con rocío de lima y yogur

Tiempo de preparación: 10 minutos

Tiempo de cocción: 40 minutos

Porciones: 8

Ingredientes:

- 2 cucharadas de aceite de aguacate
- 1 cebolla mediana, picada
- 3 dientes de ajo, picados
- 1 cucharadita de comino molido
- 1 lata (10 onzas / 283 g) de tomates picados y chiles verdes
- 6 tazas de caldo de huesos de pollo, caldo de verduras o agua
- 1 libra (454 g) de frijoles negros secos, enjuagados
- Sal Kosher, al gusto
- ¼ de taza de yogur griego natural o crema agria
- 1 cucharada de jugo de limón recién exprimido

Instrucciones:

1. Poner la olla a presión eléctrica en la posición Sauté. Cuando la olla esté caliente, vierte el aceite de aguacate.

2. Saltea la cebolla de 3 a 5 minutos, hasta que empiece a ablandarse. Pulsa Cancelar.

3. Incorpora el ajo, el comino, los tomates y sus jugos, el caldo y los frijoles.

4. Cierre y bloquee la tapa de la olla a presión. Coloca la válvula en posición de sellado.

5. Cocina a alta presión durante 40 minutos.

6. Mientras se cocina la sopa, combinar el yogur y el zumo de lima en un bol pequeño.

7. Cuando termine la cocción, pulsa Cancelar. Deja que la presión se libera de forma natural durante 15 minutos y luego libera rápidamente la presión restante.

8. Una vez que baje la presión, desbloquea y retira la tapa.

9. (Opcional) Para obtener una sopa más espesa, retira 1½ tazas de alubias de la olla con una espumadera. Utiliza una batidora de inmersión para licuar las alubias que quedan en la olla. Si no tienes una batidora de inmersión, pasa la sopa que queda en la olla a una batidora o procesador de alimentos y hazla puré. (Sigue las instrucciones de tu máquina para licuar alimentos calientes). Incorpora las alubias reservadas. Sazona con sal, si lo deseas.

10. 10. Servir con una cuchara en cuencos y rociar con la salsa de lima y yogur.

Nutrición: calorías: 285 | grasa: 6g | proteínas: 19g | carbohidratos: 42g | azúcares: 3g | fibra: 10g | sodio: 174mg

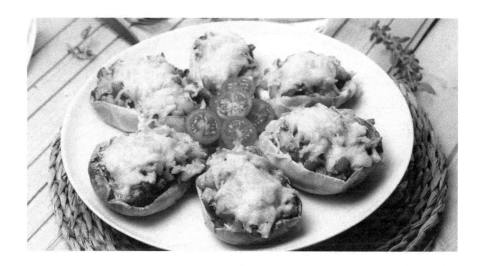

6. Guiso marroquí de berenjenas

Tiempo de preparación: 20 minutos

Tiempo de cocción: 3 minutos

Porciones: 4

Ingredientes:

- 2 cucharadas de aceite de aguacate
- 1 cebolla grande, picada
- 2 dientes de ajo, picados
- 1 cucharadita de mezcla de especias raps el hangout o curry en polvo
- ¼ de cucharadita de pimienta de cayena
- 1 cucharadita de sal kosher
- 1 taza de caldo de verduras o agua
- 1 cucharada de pasta de tomate
- 2 tazas de berenjena picada
- 2 papas doradas medianas, peladas y picadas
- 4 onzas (113 g) de tomatillos, sin cáscara, picados
- 1 lata (14 onzas / 397 g) de tomates cortados en cubos

Instrucciones:

1. Poner la olla a presión eléctrica en la posición de Saltear. Cuando la olla esté caliente, vierte el aceite de aguacate.

2. Sofreír la cebolla de 3 a 5 minutos, hasta que empiece a ablandarse. Añade el ajo, el raps el hangout, la cayena y la sal. Cocina y remueve durante unos 30 segundos. Pulsa Cancelar.

3. Añade el caldo y la pasta de tomate. Añade las berenjenas, las patatas, los tomatillos y los tomates con tu jugo.

4. Cierre y bloquee la tapa de la olla a presión. Poner la válvula en posición de sellado.

5. Cocinar a alta presión durante 3 minutos.

6. Cuando termine la cocción, pulsa Cancelar y deja que la presión se libera de forma natural.

7. Una vez que baje la clavija, desbloquea y retira la tapa.

8. Remover bien y servir con una cuchara en cuencos.

Nutrición: calorías: 216 | grasa: 8g | proteína: 4g | carbohidratos: 28g | azúcares: 9g | fibra: 8g | sodio: 735mg

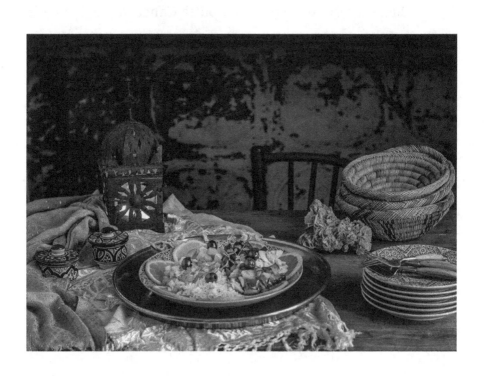

7.   Sopa de lentejas y verduras

Tiempo de preparación: 10 minutos

Tiempo de cocción: 15 minutos

Porciones: 4

Ingredientes:

- 2 cucharadas de aceite de oliva virgen extra
- 1 cebolla, finamente picada
- 1 zanahoria picada
- 1 taza de col rizada picada (sin los tallos)
- 3 dientes de ajo picados
- 1 taza de lentejas enlatadas, escurridas y enjuagadas
- 5 tazas de caldo de verduras sin sal
- 2 cucharaditas de romero seco (o 1 cucharada de romero fresco picado)
- ½ cucharadita de sal marina
- ¼ de cucharadita de pimienta negra recién molida

Instrucciones:

1.   En una olla grande a fuego medio-alto, calentar el aceite de oliva hasta que brille. Añadir la cebolla y la zanahoria y cocinar, removiendo, hasta que las verduras empiecen a ablandarse, unos 3 minutos. Añade la col rizada y cocina durante 3 minutos más. Añadir el ajo y cocinar, removiendo constantemente, durante 30 segundos.

2.   Añadir las lentejas, el caldo de verduras, el romero, la sal y la pimienta. Llevar a fuego lento. Cocer a fuego lento, removiendo de vez en cuando, durante 5 minutos más.

Nutrición: calorías: 160 | grasa: 7g | proteínas: 6g | carbohidratos: 19g | azúcares: 12g | fibra: 6g | sodio: 187mg

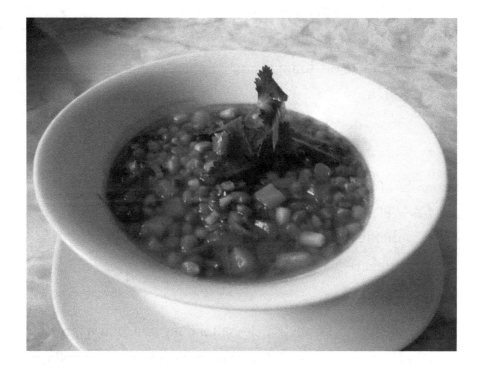

8. Sopa de zanahoria

Tiempo de preparación: 15 minutos

Tiempo de cocción: 25 minutos

Porciones: 6

Ingredientes:

- 4 tazas de caldo de verduras, divididas
- 2 tallos de apio, cortados por la mitad
- 1 cebolla amarilla pequeña, cortada en trozos
- ½ bulbo de hinojo, sin corazón y picado en trozos grandes
- 1 trozo de jengibre fresco (1 pulgada), pelado y picado
- 1 libra (454 g) de zanahorias, peladas y cortadas por la mitad
- 2 cucharaditas de comino molido
- 1 diente de ajo pelado
- 1 cucharada de mantequilla de almendras

Instrucciones:

1. Seleccione la opción de saltear en una olla a presión eléctrica y combine ½ taza de caldo, el apio, la cebolla, el hinojo y el jengibre. Cocina durante 5 minutos, o hasta que las verduras estén tiernas.

2. Añade las zanahorias, el comino, el ajo, las 3½ tazas de caldo restantes y la mantequilla de almendras.

3. Cerrar y bloquear la tapa y poner la válvula de presión en posición de sellado.

4.   Cambie al ajuste Manual y cocina durante 15 minutos.

5.   Una vez terminada la cocción, libera rápidamente la presión. Retira con cuidado la tapa y deje enfriar durante 5 minutos.

6.   Con una batidora de pie o una batidora de inmersión, haz un puré con la sopa. Servir con un plato abundante de verduras.

Nutrición: calorías: 82 | grasa: 2g | proteínas: 3g | carbohidratos: 13g | azúcares: 5g | fibra: 3g | sodio: 121mg

9.   Ensalada de brócoli

Tiempo de preparación: 10 minutos,

Tiempo de cocción: 10 minutos.

Porciones: 10

Ingredientes:

- 8 tazas de ramilletes de brócoli
- 3 tiras de tocino cocido y desmenuzado
- ¼ de taza de granos de girasol
- 1 manojo de cebollas verdes, cortadas en rodajas

Lo que necesitarás de la alacena de la tienda

- 3 cucharadas de vinagre de arroz sazonado
- 3 cucharadas de aceite de canola
- 1/2 taza de arándanos secos

Instrucciones:

1.   Combina la cebolla verde, los arándanos y el brócoli en un bol.

2.   Bate el vinagre y el aceite en otro bol. Mezclar bien.

3.   Ahora rocía sobre la mezcla de brócoli.

4.   Cubrir bien removiendo.

5.   Espolvorear el bacon y los granos de girasol antes de servir.

Nutrición: Calorías 121, Carbohidratos 14g, Colesterol 2mg, Fibra 3g, Azúcar 1g, Grasa 7g, Proteína 3g, Sodio 233mg

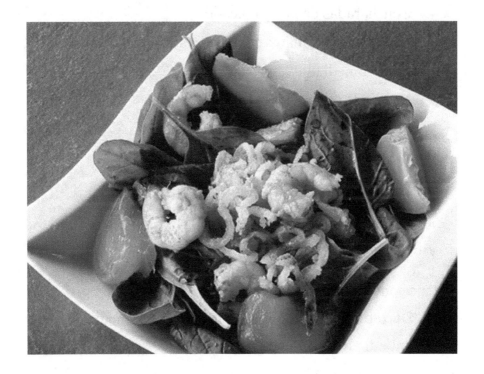

10. Ensalada de espinacas y gambas

Tiempo de preparación: 10 minutos

Tiempo de cocción: 10 minutos

Porciones: 4

Ingredientes:

- 1 libra de camarones crudos, pelados y desvenados
- 2 cucharadas de perejil picado
- ¾ de taza de tomates cherry cortados por la mitad
- 1 limón mediano
- 4 tazas de espinacas tiernas

Lo que necesitará de la alacena de la tienda

- 2 cucharadas de mantequilla
- 3 dientes de ajo picados
- ¼ de cucharadita de pimienta
- ¼ de cucharadita de sal

Instrucciones:

1. Derretir la mantequilla a temperatura media en una sartén antiadherente.

2. Añadir las gambas.

3. Ahora cocina los camarones durante 3 minutos hasta que se pongan rosados.

4. Añade el perejil y el ajo.

5. Cocina durante un minuto más. Retira del fuego.

6. Reservar las espinacas en la ensaladera.

7.   Cubrir con la mezcla de gambas y los tomates.

8.   Rocía la ensalada con zumo de limón.

9.   Espolvorear pimienta y sal.

Nutrición: Calorías 201, Carbohidratos 6g, Colesterol 153mg, Fibra 2g, Azúcar 0g, Grasa 10g, Proteína 21g, Sodio 350mg.

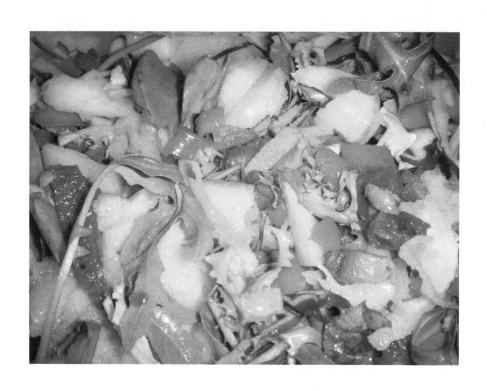

11.   Ensalada de mango y jícama

Tiempo de preparación: 15 minutos

Tiempo de cocción: 5 minutos

Porciones: 8

Ingredientes:

- 1 jícama, pelada
- 1 mango, pelado
- 1 cucharadita de raíz de jengibre, picada
- 1/3 de taza de cebollino picado
- 1/2 taza de cilantro, picado

Lo que necesitarás de la alacena de la tienda

- ¼ de taza de aceite de canola
- 1/2 taza de vinagre de vino blanco
- 2 cucharadas de zumo de lima
- ¼ de taza de miel
- 1/8 de cucharadita de pimienta
- ¼ de cucharadita de sal

Instrucciones:

1.   Bate el vinagre, la miel, el aceite de canola, la raíz de jengibre, el papel y la sal.

2.   Cortar el mango y la jícama en palitos de fósforo.

3.   Reservar en un bol.

4.   Ahora mezclar con el zumo de lima.

5.   Añadir el aliño y las hierbas. Combinar bien revolviendo.

Nutrición: Calorías 143, Carbohidratos 20g, Colesterol 0mg, Fibra 3g, Azúcar 1,6g, Grasa 7g, Proteína 1g, Sodio 78mg.

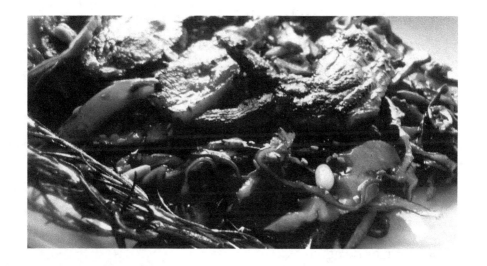

12.   Ensalada de col rizada, uvas y bulgur

Tiempo de preparación: 10 minutos

Tiempo de cocción: 15 minutos

Porciones: 6

Ingredientes:

- 1 taza de bulgur
- 1 taza de nueces, tostadas y picadas
- ¼ de taza de cebolletas, cortadas en rodajas
- 1/2 taza de perejil picado
- 2 tazas de uvas de California, sin semillas y partidas por la mitad

Lo que necesitarás de la despensa

- 2 cucharadas de aceite de oliva virgen extra
- ¼ de taza de zumo de un limón
- Una pizca de sal kosher
- Una pizca de pimienta negra
- 2 tazas de agua

Instrucciones:

1.   Hervir 2 tazas de agua en una cacerola
2.   Remover el bulgur y 1/2 cucharadita de sal.
3.   Retirar del fuego.
4.   Mantener tapado. Escurrir.
5.   Incorporar los demás ingredientes.
6.   Condimentar con pimienta y sal.

Nutrición: Calorías 289, Carbohidratos 33g, Grasas 17g, Proteínas 6g, Sodio 181mg.

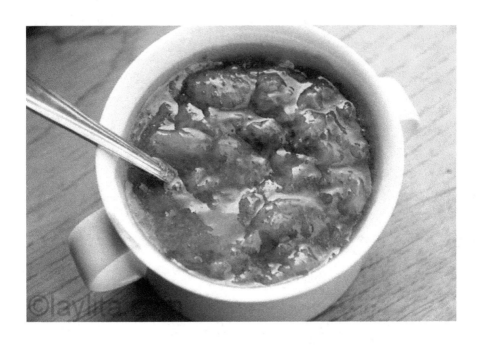

13. Salsa de fresas

Tiempo de preparación: 10 minutos

Tiempo de cocción: 5 minutos

Porciones: 4

Ingredientes:

- 4 tomates sin semillas y picados
- 1 fresa, picada
- 1 cebolla roja, picada
- 2 cucharadas de zumo de una lima
- 1 chile jalapeño, picado

Lo que necesitarás de la despensa

- 1 cucharada de aceite de oliva
- 2 dientes de ajo picados

Instrucciones:

1. Junta las fresas, los tomates, el jalapeño y la cebolla en el bol.

2. Incorporar el ajo, el aceite y el zumo de lima.

3. Refrigerar. Servir con carne de cerdo o de ave cocida por separado.

Nutrición: Calorías 19, Carbohidratos 3g, Fibra 1g, Azúcar 0,2g, Colesterol 0mg, Grasa total 1g, Proteínas 0g

14. Wraps de jardín

Tiempo de preparación: 20 minutos

Tiempo de cocción: 10 minutos

Porciones: 8

Ingredientes:

- 1 pepino picado
- 1 maíz dulce
- 1 col, rallada
- 1 cucharada de lechuga picada
- 1 tomate picado

Lo que necesitarás de la despensa

- 3 cucharadas de vinagre de arroz
- 2 cucharaditas de mantequilla de cacahuete
- 1/3 de taza de pasta de cebolla
- 1/3 de taza de salsa de chile
- 2 cucharaditas de salsa de soja baja en sodio

Instrucciones:

1. Cortar el maíz de la mazorca. Guardar en un bol.

2. Añadir el tomate, la col, el pepino y la pasta de cebolla.

3. Ahora bate el vinagre, la mantequilla de cacahuete y la salsa de chile.

4. Vierte esto sobre la mezcla de verduras. Remover para cubrir.

5. Dejar reposar durante 10 minutos.

6.   Toma tu cuchara ranurada y coloca 1/2 taza de ensalada en cada hoja de lechuga.

7.   Dobla la lechuga sobre el relleno.

Nutrición: Calorías 64, Carbohidratos 13g, Fibra 2g, Azúcar 1g, Colesterol 0mg, Grasa total 1g, Proteína 2g

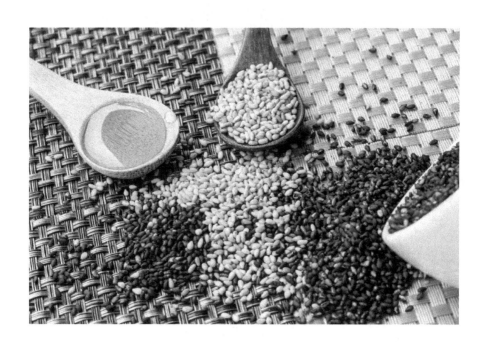

15.   Semillas de calabaza con ajo y sésamo

Tiempo de preparación: 10 minutos

Tiempo de cocción: 20 minutos

Porciones: 2

Ingredientes:

- 1 clara de huevo
- 1 cucharadita de cebolla picada
- 1/2 cucharadita de semillas de alcaravea
- 2 tazas de semillas de calabaza
- 1 cucharadita de semillas de sésamo

Lo que necesitarás de la despensa

- 1 diente de ajo picado
- 1 cucharada de aceite de canola
- ¾ de cucharadita de sal kosher

Instrucciones:

1.   Precaliente tu horno a 350 °F.

2.   Bate el aceite y la clara de huevo en un bol.

3.   Incluya las semillas de calabaza. Cubre bien revolviendo.

4.   Incorporar ahora la cebolla, el ajo, las semillas de sésamo, las semillas de alcaravea y la sal.

5.   Extiende en una capa en tu molde para hornear forrado con pergamino.

6.   Hornear durante 15 minutos hasta que se dore.

Nutrición: Calorías 95, Carbohidratos 9g, Fibra 3g, Azúcar 0g, Colesterol 0mg, Grasa total 5g, Proteínas 4g.

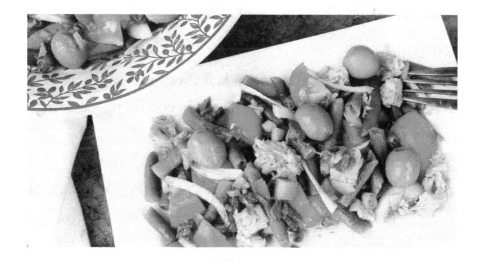

16. Ensalada mediterránea de judías

Tiempo de preparación: 20 minutos

Tiempo de cocción: 0 minutos

Porciones: 2

Ingredientes:

- 4 higos frescos
- 200 g de jamón crudo
- 1 manojo de albahaca
- 2 cucharadas de vinagre balsámico

Instrucciones:

1. Lavar los higos y cortar cada fruta en seis partes.

2. Aplicar un poco de vinagre balsámico a los trozos de higo con un pincel de cocina.

3. Lavar el vinagre balsámico y separar las hojas.

4. Cortar la grasa del jamón. Colocar una hoja de albahaca sobre un trozo de higo y envolver cada trozo de higo con jamón.

Nutrición: 74 kcal, hidratos de carbono 9 g | Proteínas 4 g | Grasas 1 g

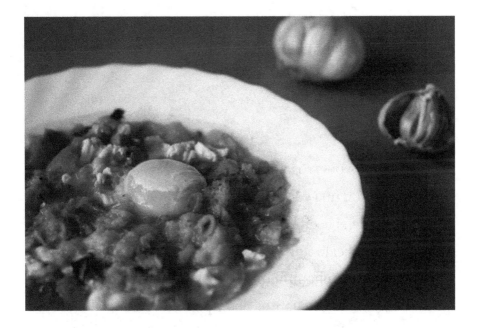

17. Sopa de setas y puerros

Tiempo de preparación: 20 minutos

Tiempo de cocción: 12 minutos

Porciones: 2

Ingredientes:

- 1 puerro
- ½ cucharada de aceite de colza
- 400 ml de caldo de verduras
- 150 g de champiñones
- 100 ml de leche
- Perejil

Instrucciones:

1. Lavar los puerros y cortarlos en tiras pequeñas. Poner el puerro en una cacerola y rehogar a fuego lento mientras se añade el aceite de colza.

2. Añadir el caldo de verduras

3. Limpiar los champiñones y cortarlos en trozos pequeños. Reservar unos cuantos champiñones. Añade el resto del puerro y deja que todo repose durante unos 12 minutos.

4. Añade ahora la leche. Hazlo todo puré.

5. Limpia y pica el perejil. Añade el perejil a la sopa. Añade sal, pimienta y el resto de las setas.

Nutrición: 113 kcal, hidratos de carbono 8 g | Proteínas 8 g | Grasas 5 g

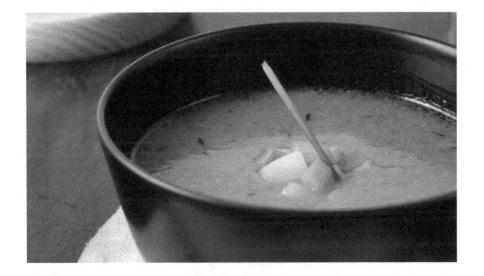

18. Sopa de crema de nueces

Tiempo de preparación: 45 minutos

Tiempo de cocción: 6 minutos

Porciones: 2

Ingredientes:

- 1 calabaza pequeña
- 2 cucharadas de aceite de colza
- 1 cebolla
- 1 trozo de jengibre (del tamaño de un pulgar)
- 1-2 clavos de olor
- 600 ml de caldo de verduras
- 100 g de crema agria

Instrucciones:

1.   Pelar la calabaza. Retirar los núcleos. Cortar trozos de 3 cm de la pulpa de la calabaza.

2.   Pelar la cebolla. Cortarlas en trozos pequeños. Guisarlas con el aceite de colza.

3.   Poner los trozos de calabaza en la olla y rehogarlos durante unos 6 minutos.

4.   Pela el jengibre. Cortarlo en trozos.

5.   Prepara el caldo de verduras. Añadir éste, el jengibre y los clavos a la calabaza. Llevar la mezcla a ebullición brevemente y luego cocer a fuego lento durante media hora.

6.   Retirar los clavos. Añadir la nata y hacer un puré con la mezcla. Servir con aceite de semillas de calabaza.

Nutrición: 279 kcal, hidratos de carbono 10 g | Proteínas 3 g | Grasas 26 g

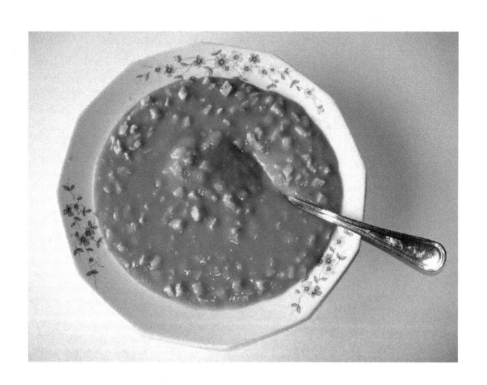

19. Sopa de guisantes con aguacate

Tiempo de preparación: 10 minutos

Tiempo de cocción: 10 minutos

Porciones: 2

Ingredientes:

- 1 cebolla
- 1 diente de ajo
- 225 g de guisantes (congelados o frescos)
- 1 manojo de menta
- 1 lima
- ½ aguacate

Instrucciones:

1. Pelar la cebolla y el ajo y cortarlos en trozos pequeños.

2. Dorar brevemente la cebolla y el ajo en aceite.

3. Añadir unos 140 g de guisantes, rehogar y desglasar con caldo de verduras. Salpimentar y cocinar suavemente unos 6-10 minutos.

4. Lavar la menta, sacudirla para secarla y picarla finamente.

5. La lima de lavar. Rallar la piel y exprimir el zumo.

6. Pelar y cortar el aguacate. Añadir el zumo de lima, la sal y un poco de menta.

7. Escaldar los guisantes restantes.

8. Añadir la ralladura de lima y la menta a la sopa. Hacer un puré.

9.   Colocar el aguacate en dos platos precalentados. Añadir
       la sopa y los guisantes escaldados. Esparcir la menta por
       encima.

Nutrición: 298 kcal, hidratos de carbono 11 g | Proteínas 11 g |
Grasas 17 g

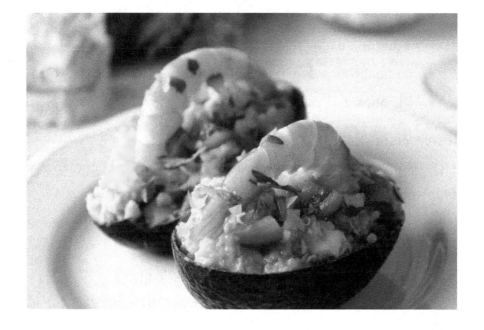

20.   Relleno de aguacate y tomate

Tiempo de preparación: 15 minutos

Tiempo de cocción: 5 minutos

Porciones: 2

Ingredientes:

- 1 aguacate
- 1 tomate
- 1 cebolla pequeña
- 1 diente de ajo
- 2 cucharadas de vinagre balsámico
- Piñones, parmesano rallado y albahaca

Instrucciones:

1.   Cortar el aguacate en rodajas. Retirar el corazón y espolvorear con pimienta.

2.   Pelar el ajo y la cebolla. Cortar ambos en dados pequeños.

3.   Tostar los piñones sin añadir nada de grasa.

4.   Lavar el tomate. Quitar el tallo y el corazón y cortar el tomate en dados pequeños.

5.   Lavar, secar y picar finamente la albahaca.

6.   Mezclar los trozos de tomate con la cebolla, el ajo y la albahaca. 7. Aplicar todo a las mitades de aguacate. Añadir un poco de vinagre balsámico.

7.   Poner los piñones tostados y un poco de parmesano sobre las mitades de aguacate y servir tal cual. Colocar el aguacate en dos platos precalentados.

Nutrición: 260 kcal, hidratos de carbono 10 g | Proteínas 6 g | Grasas 20 g

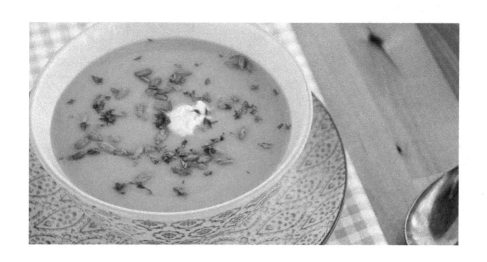

21.   Sopa de calabaza con jengibre

Tiempo de preparación: 10 minutos

Tiempo de cocción: 20 minutos

Porciones: 2

Ingredientes:

- 1 calabaza Hokkaido (35 0 g)
- 2 dientes de ajo
- 2 cebollas medianas
- 1 trozo de jengibre
- ½ cucharadita de caldo de verduras
- 1 cucharada de aceite de colza
- 2 cucharadas de crema agria
- ½ cucharada de curry en polvo

Instrucciones:

1.   Abrir la calabaza. Retirar los núcleos y las fibras. Cortar la carne en cubos.

2.   Pelar también la cebolla y el ajo. Picar la cebolla y picar el ajo finamente.

3.   Pelar y picar finamente el jengibre.

4.   Preparar el caldo.

5.   Cocer la cebolla en aceite caliente. Añadir el jengibre y el ajo y rehogar brevemente.

6. Añadir el curry y los trozos de calabaza. Sofreír todo durante poco tiempo. Desglasar con el caldo de verduras. Dejar cocer a fuego lento durante unos 15-20 minutos. Remover todo bien de vez en cuando.

7. Añadir la crema agria y 100 ml de agua. Llevar la mezcla a ebullición. Sazonar la sopa y servir.

Nutrición: 220 kcal, hidratos de carbono 14 g | Proteínas 4 g | Grasas 14 g

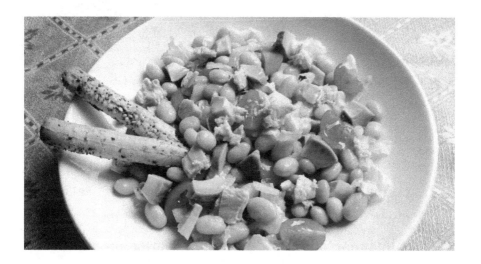

22.   Ensalada de salmón y calabacín

Tiempo de preparación: 15 minutos

Tiempo de cocción: 0 minutos

Porciones: 2

Ingredientes:

- 400 g de calabacines
- 100 g de salmón ahumado
- 2 cucharadas de aceite de oliva
- 2 cucharadas de zumo de limón

Instrucciones:

1.   Lava y pela los calabacines y corta tiras finas. Si tienes uno, utiliza un cortador de espirales para hacerlo. Fríe ligeramente las tiras de calabacín con un poco de aceite de oliva, deja que se enfríen y sécalas con papel de cocina. A continuación, pon las tiras en una ensaladera.

2.   Corta el salmón ahumado en rodajas (o puedes utilizar salmón cortado o pedir que te lo corten en una tienda especializada).

3.   Lavar, escurrir y picar finamente la albahaca. Añade la albahaca y el salmón al calabacín. Añade el zumo de limón, la sal y la pimienta. Remover bien la ensalada. Sazonar un poco si es necesario.

Nutrición: 300 kcal, hidratos de carbono 5 g | Proteínas 18 g | Grasas 23 g

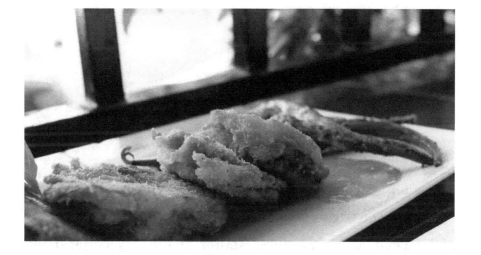

23. Setas rellenas

Tiempo de preparación: 30 minutos

Tiempo de cocción: 20 minutos

Porciones: 2

Ingredientes:

- 6 champiñones
- 1 cebolla pequeña
- 1 diente de ajo
- 1 trozo de jengibre
- 1 calabacín pequeño
- 2 tomates
- 1 cucharada de aceite de colza
- cilantro

Instrucciones:

1.   Limpiar las setas. Pelar el ajo, la cebolla, el jengibre y cortar todo en trozos pequeños.

2.   Pelar los calabacines. Retirar la funda y cortarlos en trozos pequeños.

3.   Lavar los tomates. Quitar el tallo y la pulpa. Cortar el tomate en trozos pequeños.

4.   Calentar la sartén con aceite de canola. Añadir los tallos de los champiñones, el calabacín, la cebolla, el jengibre y el ajo y rehogar todo. Añadir los trozos de tomate. Salpimentar.

5.   Engrasar una fuente de horno. Poner las cabezas de los champiñones. Añadir las verduras fritas. Espolvorear el queso por encima. Cocinar todo en el horno durante 20 minutos.

Nutrición: 214 kcal, hidratos de carbono 5 g | Proteínas 12 g | Grasas 16 g

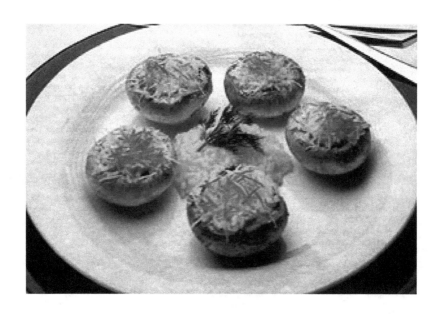

24. Ensalada de mango y aguacate

Tiempo de preparación: 10 minutos

Tiempo de cocción: 0 minutos

Porciones: 2

Ingredientes:

- ½ mango
- 1 aguacate
- 2 cucharadas de zumo de limón
- 175 g de tomates
- 125 g de rúcula
- 2 cucharadas de zumo de naranja
- 1 cucharada de mostaza
- 2 cucharadas de aceite de oliva

Instrucciones:

1. Pelar el mango. Cortar la pulpa en cubos pequeños.

2. Abrir el aguacate. Quitar el corazón, cortar la carne en trozos y rociar con 1 cucharada de limón.

3. Lavar los tomates y cortarlos por la mitad.

4. Lavar la rúcula, sacudirla para secarla y cortarla en trozos pequeños.

5. Mezclar todos los ingredientes en un bol.

6. Mezclar el zumo de limón y naranja con la mostaza en un bol o taza pequeña. Añadir pimienta y remover el aceite de oliva.

7. Servir la ensalada en los platos. Añadir el aliño.

Nutrición: 296 kcal, hidratos de carbono 15 g | Proteínas 4 g | Grasas 21 g

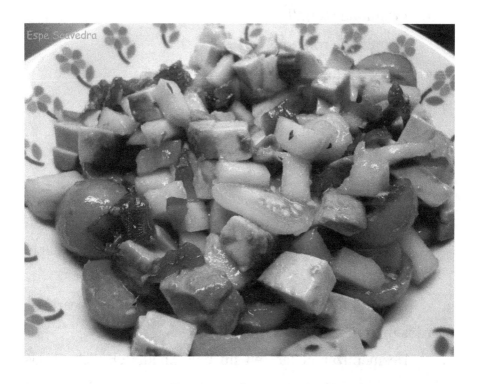

25. Tomates a la parrilla con feta

Tiempo de preparación: 20 minutos

Tiempo de cocción: 10 minutos

Porciones: 2

Ingredientes:

- 4 tomates
- 1 ramita de tomillo
- 1 ramita de romero
- 200 g de queso feta
- 2 cucharadas de aceite de oliva
- Sal marina (gruesa)

Instrucciones:

1. Precalentar el horno.

2. Lavar los tomates. Cortar una tapa. Sacar el interior con una cuchara. Colocar los tomates boca abajo sobre papel de cocina.

3. Lavar el tomillo y el romero, sacudirlos para secarlos y picarlos finamente.

4. Desmenuzar el feta en un bol. Añadir el aceite y las hierbas. Salpimentar y mezclar todo bien. Poner una cantidad en los tomates. Poner la tapa.

5. Unta un papel de aluminio con aceite. Envuelve los tomates en el papel de aluminio y métrelos en el horno durante 10 minutos.

6. Deja que los tomates se enfríen un poco. Sírvelos.

Nutrición: 500 kcal, hidratos de carbono 8 g | Proteínas 19 g | Grasas 43 g

26.   Apio con manzana

Tiempo de preparación: 15 minutos

Tiempo de cocción: 0 minutos

Porciones: 2

Ingredientes:

- - ½ apio
- - 2 manzanas ácidas
- - 2 nueces
- - 2 cucharadas de quark bajo en grasa
- - 75 g de yogur ecológico
- - Zumo de limón

Instrucciones:

1.   Limpia el apio. Quitar las puntas y los extremos y cortar el apio en pequeñas rodajas.

2.   Lavar las manzanas y cortarlas en cuartos. Retirar la tripa y cortar las manzanas en rodajas.

3.   Poner todo en un bol. Batir las nueces, picar groseramente los granos y añadirlos a la ensalada.

4.   Añadir el quark, el yogur y unos chorros de zumo de limón y mezclar todo bien.

5.   Añadir pimienta, sal y una pizca de azúcar. Mezclar todo bien. Servir la ensalada en un plato.

Nutrición: 127 kcal, hidratos de carbono 17 g | Proteínas 6 g | Grasas 4 g

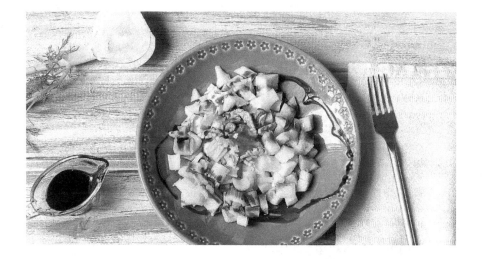

27.   Ensalada de espárragos

Tiempo de preparación: 45 minutos

Tiempo de cocción: 8 minutos

Porciones: 2

Ingredientes:

- 2 patatas (50 g)
- 200 g de ensalada Friese
- 200 g de zanahorias
- 250 g de zanahorias
- 250 g de espárragos
- 2 cucharadas de vinagre
- 2 cucharadas de aceite
- 1 cucharadita de bayas rosas

Instrucciones:

1.   Pelar las patatas, cocerlas en agua hirviendo con sal y escurrirlas. A continuación, colócalas en un bol y aplástalas con un tenedor.

2.   Lavar la ensalada Friese, centrifugarla y secarla.

3.   Cocer los espárragos en agua con sal durante unos 8 minutos, sacarlos, escurrirlos y reservarlos.

4.   Pelar las zanahorias, cortarlas en trozos pequeños y cocerlas en el agua de los espárragos durante unos 2 minutos.

5.   Añadir los espárragos y las zanahorias a las patatas, dejar enfriar un poco y añadir la ensalada.

6.   Mezclar el vinagre con la sal, la pimienta, el azúcar y el agua de los espárragos. Añadir el aceite. Poner todo en el bol y mezclar bien.

7.   Espolvorear la lechuga con las bayas rosas.

Nutrición: 160 kcal, hidratos de carbono 1 2 g | Proteínas 4 g | Grasas 8 g

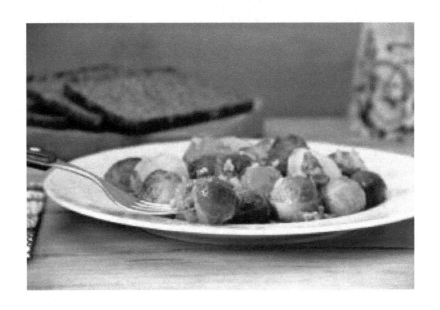

28.   Olla de coles puntiagudas

Tiempo de preparación: 25 minutos

Tiempo de cocción:

Porciones: 2

Ingredientes:

- 300 g de patatas
- 240 g de zanahorias
- 400 g de coles puntiagudas
- 1 cl. de cebolla
- 500 ml de caldo de verduras
- 20 g de crema agria
- 2 manojos de cebollino

Instrucciones:

1.   Pelar las patatas y cortarlas en dados pequeños.
2.   Pelar las zanahorias. Lavar la col y sacudirla para secarla. Cortar ambas en trozos pequeños.
3.   Pelar la cebolla y cortarla en dados pequeños.
4.   Omitir el tocino. En el intermedio freír el EBELN. Añadir las patatas y las zanahorias y freír brevemente. Desglasar con el caldo de verduras. Tapar la olla y cocinar todo durante un cuarto de hora. Después de unos 5 minutos, añadir la col. Mezclar bien.
5.   Verter la nata en el guiso y remover
6.   Sazonar con sal y pimienta.
7.   Cortar el cebollino en trozos pequeños.

8.   Servir en un plato hondo. Espolvorear el cebollino.

Nutrición: 390 kcal, hidratos de carbono 35 g | Proteínas 11 g | Grasas 22 g

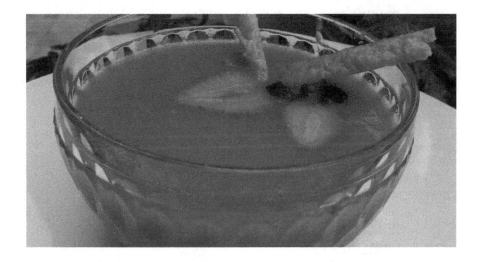

29.   Gazpacho de fresas

Tiempo de preparación: 15 minutos

Tiempo de cocción: 0 minutos

Porciones: 4

Ingredientes:

- 1½ libras de fresas frescas, descascaradas y cortadas en rodajas
- ½ taza de pimiento rojo, sin semillas y picado
- 1 pepino pequeño, pelado, sin semillas y picado
- ¼ de taza de cebolla roja picada
- ¼ de taza de hojas de albahaca fresca
- 1 diente de ajo pequeño, picado
- 1 cucharada de aceite de oliva
- 3 cucharadas de zumo de lima fresco

Instrucciones:

1.   En una licuadora, agrega todos los ingredientes y pulsa hasta que esté suave.

2.   Pasar el gazpacho a un bol grande.

3.   Cubrir el bol y refrigerar para que se enfríe completamente antes de servir.

Nutrición:

- Calorías: 106
- Grasa total: 4,2g
- Grasas saturadas: 0,5g
- Proteínas: 2g Carbohidratos: 18g
- Fibra: 4.2g Azúcar: 10.7g

30. Revuelto Italiano de Tofu

Tiempo de preparación: 15 minutos

Tiempo de cocción: 7 minutos

Porciones: 2

Ingredientes:

- 1 taza de tofu sedoso firme
- 1 taza de tomates cherry picados
- 1 taza de calabaza picada mixta
- 1 cucharadita de hierbas mixtas
- pizca de sal

Instrucciones:

1. Rocía con spray antiadherente un bol resistente al calor que quepa en tu Instant Pot.

2. Pica el tofu finamente.

3. Mezclar con los demás ingredientes.

4. Verter en el bol.

5. Coloca el bol en tu cesta de cocción al vapor.

6. Vierte 1 taza de agua en tu olla instantánea.

7. Baja la cesta en tu Instant Pot.

8. Sella y cocina a baja presión durante 7 minutos.

9. Despresurizar rápidamente.

10. Remover bien y dejar reposar, se terminará de cocinar con su propio calor.

Nutrición:

- Calorías: 210
- Carbohidratos: 9
- Azúcar: 4
- Grasa: 3
- Proteínas: 18
- CG: 4

31. Guiso de coles y salchichas

Tiempo de preparación: 15 minutos

Tiempo de cocción: 10 minutos

Porciones: 2

Ingredientes:

- 1lb de salchicha cocida picada
- 1lb de col rizada desmenuzada
- 1 taza de caldo de verduras
- 1 cucharada de hierbas mixtas
- 1 cucharada de salsa

Instrucciones:

1. Mezcla todos los ingredientes en tu Instant Pot.

2. Cocina en el modo de guiso durante 10 minutos.

3. Suelta la presión de forma natural.

Nutrición:

- Calorías: 300
- Carbohidratos: 9
- Azúcar: 1
- Grasa: 20
- Proteínas: 30
- CG: 3

32. Tomate y brócoli

Tiempo de preparación: 15 minutos

Tiempo de cocción: 10 minutos

Porciones: 2

Ingredientes:

- 1lb de brócoli picado
- 1lb de tomates cherry
- 1 taza de caldo bajo en sodio
- 1 cucharada de albahaca seca
- 1 cebolla picada

Instrucciones:

1. Mezcla todos los ingredientes en tu Instant Pot.

2. Cocinar en el modo Guiso durante 10 minutos.

3. Suelta la presión de forma natural.

Nutrición:

- Calorías: 130
- Carbohidratos: 6
- Azúcar: 3
- Grasa: 10
- Proteínas: 6
- CG: 2

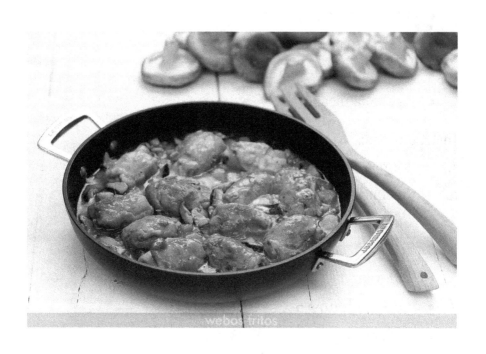

33. Guiso de tofu con setas

Tiempo de preparación: 15 minutos

Tiempo de cocción: 10 minutos

Porciones: 2

Ingredientes:

- 1lb de champiñones picados
- 1lb de tofu picado
- 1 taza de sopa de champiñones
- 1 cucharada de hierbas mixtas
- 1 cebolla picada

Instrucciones:

1. Mezcla todos los ingredientes en tu Instant Pot.

2. Cocinar en el modo Guiso durante 10 minutos.

3. Suelta la presión de forma natural.

Nutrición:

- Calorías: 180
- Carbohidratos: 5
- Azúcar: 1
- Grasa: 11
- Proteínas: 34
- CG: 2

34. Pollo con costra de hierbas

Tiempo de preparación: 10 minutos

Tiempo de cocción: 10 minutos

Porciones: 2

Ingredientes:

- 2oz de pechuga de pollo picada
- 1 pimiento dulce picado
- 1 taza de guisantes picados
- 1/4 de taza de hierbas frescas picadas
- 2 cucharadas de aceite de oliva

Instrucciones:

1. Seca el pollo y las verduras. Pasa una cucharada de aceite.

2. Pasar por las hierbas.

3. Poner la otra cucharita de aceite en la olla instantánea.

4. Cocinar en Sauté durante 10 minutos.

5. Asegúrate de que el pollo esté bien cocido antes de servirlo.

Nutrición:

- Calorías: 63
- Carbohidratos: 3
- Azúcar: 2
- Grasa: 3
- Proteínas: 7
- CG: 1

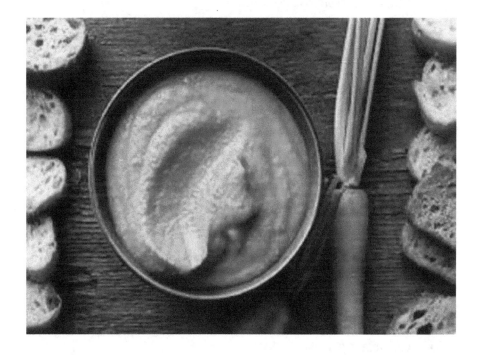

35. Hummus de zanahoria

Tiempo de preparación: 15 minutos

Tiempo de cocción: 10 minutos

Porciones: 2

Ingredientes:

- 1 zanahoria pequeña picada
- 2oz de garbanzos cocidos
- 1 cucharadita de zumo de limón
- 1 cucharadita de tahini
- 1 cucharada de perejil fresco

Instrucciones:

1. Coloca la zanahoria y los garbanzos en tu olla instantánea.

2. Añade una taza de agua y cierra.

3. Cocer durante 10 minutos en el modo Guiso.

4. Despresurizar de forma natural.

5. Licuar con el resto de los ingredientes.

Nutrición:

- Calorías: 58
- Carbohidratos: 8
- Azúcar: 2
- Grasa: 2
- Proteínas: 2
- GL: 2

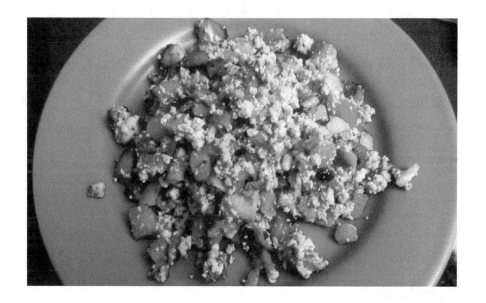

36.   Revuelto de berenjenas con tofu

Tiempo de preparación: 15 minutos

Tiempo de cocción: 7 minutos

Porciones: 2

Ingredientes:

- 1 taza de tofu firme
- 1 taza de berenjena picada
- 3 cucharadas de caldo bajo en calorías
- 1 cucharada de mostaza
- pizca de sal

Instrucciones:

1.   Rocía con spray antiadherente un bol resistente al calor que quepa en tu Instant Pot.

2.   Pica el tofu finamente. Mézclalo con los demás ingredientes. Vierte en el bol.

3.   Coloca el bol en tu cesta de cocción al vapor.

4.   Vierte 1 taza de agua en tu Instant Pot. Baja la cesta en tu Instant Pot.

5.   Sellar y cocinar a baja presión durante 7 minutos. Despresuriza rápidamente.

6.   Remover bien y dejar reposar, se terminará de cocinar con su propio calor.

Nutrición:

- Calorías: 130
- Carbohidratos: 5
- Azúcar: 1
- Grasa: 3
- Proteínas: 19
- CG: 1

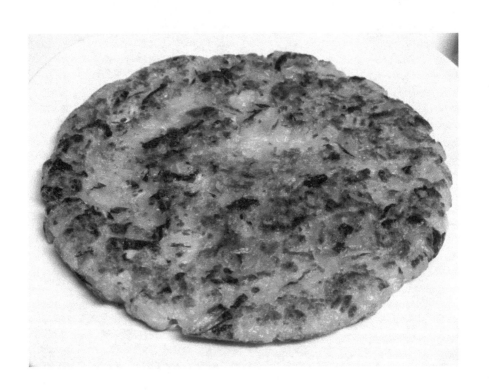

37. Tortilla de huevo y verduras salteadas

Tiempo de preparación: 5 minutos

Tiempo de cocción: 25 minutos

Porciones: 1

Ingredientes:

- 1/2 taza de tomates cortados en cubos sin sal, con ajo, albahaca y orégano, bien escurridos
- 1/2 taza de pepino picado y sin semillas
- 1/2 taza de calabaza amarilla de verano picada
- 1/2 aguacate maduro, sin hueso, pelado y picado
- 1/4 cucharadita de pimienta negra molida
- 1 Spray antiadherente para cocinar
- 1/4 de taza de queso Monterey Jack reducido en grasas rallado con chiles jalapeños
- 2 huevos de cada uno
- 1 taza de producto de huevo refrigerado o congelado, descongelado
- 2 cucharadas de agua
- 1 cucharadita de albahaca seca, triturada
- 1/4 de cucharadita de sal
- 1 cebollino fresco picado

Instrucciones:

Para el relleno:

1. Mezcla el pepino, los tomates, la calabaza y el aguacate en un bol mediano. Déjalo a un lado. Bate los huevos, el agua, el producto del huevo, la sal, la albahaca y la pimienta en un tazón mediano.

2. Para la tortilla, utiliza spray de cocina para cubrir generosamente una sartén antiadherente de 8 pulgadas. Calienta la sartén a fuego medio y añade 1/3 de taza de la mezcla de huevos en la sartén caliente.

3. Utilizar una espátula para empezar a remover los huevos suavemente, pero de forma continua, hasta que la mezcla parezca trozos de huevo cocidos rodeados de huevo líquido. Dejar de emover y cocinar hasta que el huevo esté cuajado pero brillante durante unos 30 a 60 segundos.

4. Con una cuchara, poner media taza del relleno sobre un lado de la tortilla y doblar cuidadosamente la tortilla sobre el relleno. Retira con cuidado la tortilla de la sartén y repite para hacer tanta tortilla como puedas comer.

5. Utiliza toallas de papel para limpiar la sartén, y luego rocía con spray de cocina entre las tortillas.

6. Espolvorear 1 cucharada de queso sobre cada Tortilla.

7. Sírvete y disfruta.

Nutrición: Grasa: 6,1g | Grasa saturada: 1,9g Proteínas: 12,3g | Fibra: 3,5g | Sodio: 357,5mg | Calcio: 120mg | Potasio: 341,1mg | Azúcar: 4,1g

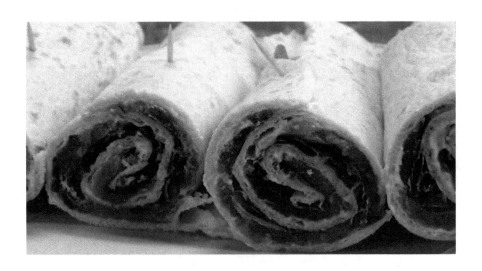

38.   Wrap de salmón ahumado

Tiempo de preparación: 7 minutos

Tiempo de cocción: 0 minutos

Porciones: 1

Ingredientes

- 2 1/2 cucharadas de queso crema para untar ligero
- 1 calabacín pequeño, recortado
- 4 tortillas de harina integral (de 6 a 7 pulgadas de diámetro), bajas en carbohidratos
- 1 1/2 onzas de salmón ahumado en rodajas finas, cortado en tiras
- 2 cucharaditas de cebollino fresco picado
- 1 cucharadita de cáscara de limón finamente rallada
- 2 cucharadas de zumo de limón
- Gajos de limón (opcional)

Instrucciones:

1.   Combina el queso crema para untar, la cáscara de limón, el cebollino y el jugo de limón en un tazón pequeño, revolviendo hasta que esté suave; déjalo a un lado.

2.   Pasa un pelador de verduras afilado a lo largo del calabacín, para cortar cintas muy finas.

3.   Extender la mezcla de queso crema de manera uniforme sobre las tortillas, dejando un borde de media pulgada alrededor de los bordes.

4.   Dividir el salmón entre las tortillas, colocándolo en la mitad de cada tortilla.

5.   Colocar las cintas de calabacín sobre el salmón.

6.   Empezando por el lado relleno, enrollar las tortillas.

7.   Cortar cada wrap en mitades.

8.   Servir y disfrutar.

Nutrición: Grasa: 4,5g | Grasa saturada: 1 | 3g Proteína: 8g | Fibra: 7g | Sodio: 465mg| Potasio: 140mg | Azúcar: 1g

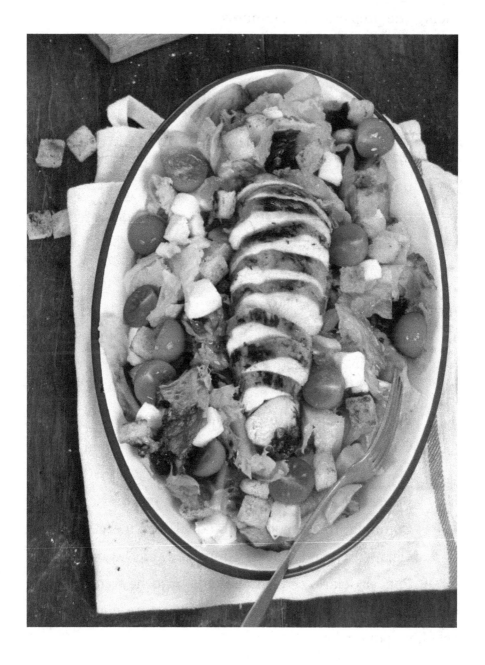

39.   Ensalada de pollo y huevo

Tiempo de preparación: 5 minutos

Tiempo de cocción: 10 minutos

Porciones: 1

Ingredientes:

- 0,5 cucharadas de mayonesa sin grasa
- 0,25 cucharada de curry en polvo
- 0,5 pechugas de pollo cocidas
- 0,75 huevos duros
- Cebollino o albahaca (opcional)
- Sal (opcional)

Instrucciones:

1.   Hornea el pollo en el horno a 365 grados F durante unos 20 minutos. Asegúrate de comprobar con un cuchillo para saber si el pollo está cocido del todo.

2.   Hervir los huevos durante unos 8 minutos.

3.   Cortar los huevos y el pollo en trozos del tamaño de un bocado.

4.   Mezclar la mayonesa con el curry en polvo.

5.   Combinar todo en un bol grande. Luego mezclar.

6.   Dejar enfriar en la nevera durante al menos 10 minutos. Puedes dejarlo en la nevera toda la noche si mejora.

7.   Servir en tostadas o magdalenas con un poco de sal y cebollino por encima.

8.   Disfrutar.

Nutrición: Grasa: 5,4g | Grasa saturada: 1,1g | Proteína: 30,4g | Fibra: 0,8g | Sodio: 152,7mg | Calcio: 48mg | Potasio: 65,9mg | Azúcar: 0,7g

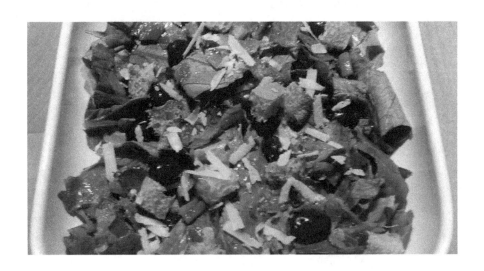

40.   Ensalada verde con aderezo cremoso

Tiempo de preparación: 5 minutos

Tiempo de cocción: 0 minutos

Porciones: 1

Ingredientes:

- 1/4 de taza de cubos de pepino
- 1/4 de taza de uvas sin semillas
- 1/8 de taza de cubos de pimiento
- 1/4 de cucharada de miel
- 1/8 de taza de cuajada fresca baja en grasa
- Pimienta negra recién molida, al gusto
- Sal
- 1/4 de cucharadita de mostaza en polvo (Sarsen/rai)

Instrucciones:

1.   En un bol pequeño, combina todos los ingredientes de la ensalada.

2.   Verter el aliño por encima y mezclar bien.

3.   Refrigera durante al menos 1 hora.

4.   Servir frío y disfrutar.

Nutrición: Grasa: 0,2g | Proteína: 1,4g | Fibra: 1,6g | Sodio: 113,2mg | Azúcar: 0g

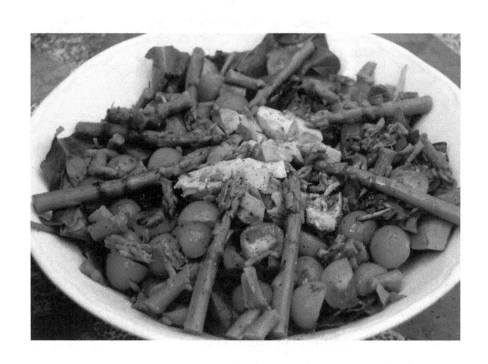

CPSIA information can be obtained
at www.ICGtesting.com
Printed in the USA
BVHW091119220621
610208BV00002B/63